AF403569

Dᴿ Constant ROBERT (ᴅᴇ Pᴀᴜ)

Ex-médecin en chef de la Maternité
Ex-professeur du cours d'accouchements

ÉCLAMPSIE PUERPÉRALE

ACCOUCHEMENT FORCÉ

NOUVELLE ÉTIOLOGIE POSSIBLE DE L'ÉCLAMPSIE

NOTE SUR LA DIFFÉRENCIATION DES ALBUMINES

Analyses chimiques et microscopiques, par M. Bᴇʟʟᴏᴄǫ, pharmacien à Pau.

RÉPONSE A M. LE PROF. CHARPENTIER

Rapporteur du *Mémoire* près l'Académie de médecine.

PARIS

MASSON ET Cⁱᵉ, ÉDITEURS

LIBRAIRES DE L'ACADÉMIE DE MÉDECINE

120, BOULEVARD SAINT-GERMAIN

—

1896

Mémoire lu à l'Académie de médecine.

(Séance du 5 mai 1896.)

ÉCLAMPSIE PUERPÉRALE

ACCOUCHEMENT FORCÉ

PAR DILATATION MANUELLE PROGRESSIVE

(Nouvelle étiologie possible de l'éclampsie)

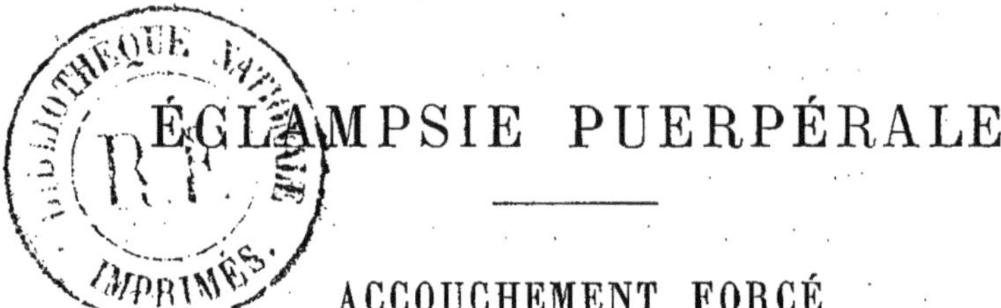

Éclampsie puerpérale, à sept mois environ, chez une primipare âgée de trente-six ans. — Accouchement forcé, par dilatation manuelle progressive, le col ayant encore toute sa longueur et n'étant nullement dilaté. — Guérison sans complications.

Le 16 mai, à quatre heures du soir, mon très distingué confrère le D Cuq me demandait en toute hâte près d'une de ses anciennes clientes, enceinte de sept mois environ, primipare de trente-six ans, prise, dès son arrivée à Pau, après une traversée de sept jours et vingt heures de chemin de fer, d'une attaque d'éclampsie. Depuis près de deux mois, cette jeune femme présentait un œdème généralisé, qui la rendait méconnaissable, et un médecin militaire appelé près d'elle à G... avait trouvé, *paraît-il*, de l'albumine dans les urines, à la dose de 2 grammes par litre. Ce médecin lui avait déclaré nettement qu'elle aurait des attaques d'éclampsie, qui la mettraient en danger de mort ainsi que son enfant; mais, quoi qu'il en soit, le régime lacté ne fut point prescrit.

Près de la malade, nous trouvâmes Mme de Billères, sage-femme très instruite et très expérimentée de notre ville, qui avait assisté à la première attaque d'éclampsie et nous en rendit compte, de façon à ne laisser aucun doute possible dans notre esprit sur la nature des convulsions. D'ailleurs, et sous nos yeux, les attaques se répétèrent quatre fois en moins d'une heure avec un appareil d'extrême gravité : convulsions toniques et cloniques de plus en plus prolongées, cyanose et coma profond. Après les accès, la malade reste hébétée, dans une agitation et une terreur extrêmes.

Un examen minutieux, par le toucher et le palper, me permit de constater l'inertie complète de la matrice; le col avait toute sa longueur normale et ne présentait que le degré de ramollissement correspondant à l'époque de la grossesse (sept mois environ); l'orifice externe, complètement fermé, s'opposait à toute pénétration du doigt. L'auscultation me révéla, de son côté, la mort de l'enfant, qui se présentait par la tête au détroit supérieur.

Quelque défavorables que fussent ces conditions, nous nous décidâmes, après consultation avec le Dr Cuq et Mme de Billères, à pratiquer l'accouchement forcé par la dilatation manuelle progressive, à peu près condamnée par l'école française, mais pratiquée heureusement en Allemagne, notamment par Heiff et Holtain.

Cette grave détermination nous parut justifiée et imposée par la mort de l'enfant, par la gravité et la subintrance des accès, par l'époque si éloignée du terme normal de la grossesse, *par l'état ultime de la malade,* par l'espoir de voir les attaques d'éclampsie cesser, ou du moins diminuer de fréquence et de gravité après la déplétion de la matrice, par la certitude, enfin, de donner à cette jeune femme la seule chance de salut à notre portée, malgré les terribles éventualités possibles d'une si redoutable opération.

En conséquence, la malade fut mise sous le chloroforme, à dose massive et résolutive, par les soins et sous la surveillance du Dr Cuq, et je commençai mes tentatives de pénétration, en les faisant précéder des précautions antiseptiques les plus complètes.

Après avoir extrait une éponge préparée et désinfectée, de très petit diamètre, que j'avais pu introduire dans la cavité cervicale et qui y séjourna une demi-heure au plus, je pratiquai, sur tout le pourtour de l'orifice externe, des incisions multiples, de 5 millimètres environ, et parvins immédiatement après à pénétrer lentement, avec un doigt d'abord, puis avec deux, puis avec trois... etc., dans la cavité cervicale, à la masser, pour la ramollir et la dilater et arriver ainsi au niveau de l'orifice interne. Là, je renouvelai les mêmes tentatives et parvins assez facilement à franchir cet isthme. Ma main pénétrait, dès lors, dans la grande cavité, jusqu'au niveau des articulations des phalangettes avec les phalanges, mais ne put cheminer plus haut, par le fait de la coarctation extrême d'un anneau musculaire (anneau de Bandt), épais de 2 centimètres environ, que pendant longtemps j'essayai vainement de franchir. Je m'assurai de la position de la tête, que je trouvai fortement inclinée dans la fosse iliaque droite, la ramenai de mon mieux vers le détroit supérieur, et tentai, par deux fois, une application de forceps, que l'extrême mobilité et la petitesse de la tête firent échouer. Dès lors, mon objectif fut de franchir, avec toute la main, l'anneau musculaire si violemment contracté : j'y parvins enfin, après une lutte de deux heures et demie et de fréquents désespoirs, je saisis un pied et pratiquai la version sans nouvelles difficultés.

Le fœtus extrait, je saisis vigoureusement, à pleine main, le fond de la matrice et amenai très rapidement, par expression, le placenta complet et ses membranes. Par une nouvelle introduction de la main dans la cavité utérine, j'enlevai tous les caillots et m'assurai très exactement qu'il n'y restait aucun débris placentaire ou membraneux et que la paroi utérine était parfaitement intacte dans toute son étendue.

La délivrance terminée sans hémorragie, la cavité utérine fut soigneusement désinfectée par l'injection de huit litres d'une solution phéniquée, à 2 p. 100 à 48° C., ainsi que le vagin; les parties externes furent minutieusement lavées au sublimé à 1 p. 1000 et fermées par un large tampon d'ouate boriqué.

La matrice se rétracta très énergiquement, et c'est à peine si la malade perdit 300 grammes de sang pendant toute la durée de l'opération.

La quantité de chloroforme employée fut de 200 grammes et la durée de l'opération de deux heures et demie.

Le traitement des suites de couches consista dans l'application exclusive du régime lacté jusqu'au 30 mai et l'alimentation mixte par le lait et du bouillon, au jus de viande, du 31 mai au 20 juin. Le chlorhydrate de quinine fut chaque jour administré, à la dose de 2 grammes pendant seize jours, et allié parfois à l'antipyrine pour calmer des névralgies de la face. Enfin, nous pratiquâmes nousmême, deux fois par jour, les irrigations vaginales phéniquées à 1 p. 100, à raison de huit à douze litres par jour, et le lavage des parties externes au sublimé à 1 p. 1000.

Les suites de couches furent absolument normales, les attaques d'éclampsie ne reparurent point et l'œdème général fondit lentement; la température fut toujours basse, sauf au quatrième jour, où elle s'éleva à 38°,1 à 9 heures du soir, sous l'influence d'une légère lymphangite mammaire, et encore à la date du 31 mai, où elle fut à 37°,8 par le fait d'une alimentation plus réconfortante.

Cependant, nous devons noter que dès le lendemain de l'accouchement la malade accusait des douleurs vives pendant la miction et ne pouvait émettre qu'une petite quantité d'urines très troubles, bien que la vessie fût distendue; quelques gouttes de pus s'échappaient de l'urètre. Nous la sondâmes pendant plusieurs jours, en faisant suivre le cathétérisme de lavages boriqués, et prescrivîmes à l'intérieur le santal, puis la térébenthine.

Les urines, examinées dès le lendemain de l'accouchement par M. Bellocq, pharmacien, qui fait autorité en pareille matière, décelèrent une urétrite et une cystite purulente. Ces très intéressantes analyses font suite à l'observation et nous n'en donnons ici qu'un résumé : « Du pus en abondance (de 48 à 40 centimètres cubes par litre). Leucocytes isolés ou par groupes compacts; des cellules de l'épithélium pavimenteux, distantes ou imbriquées, provenant de la vessie, de l'urètre et du vagin; des cellules effilées et fusiformes du col de la vessie et aussi des cellules rondes assez nombreuses provenant des calices, des bassinets et des uretères; pas de tubes des reins. Globulines, traces indosables. Sérines, néant. »

Il importe de constater que dans les analyses 1060, 1065 et 1067 la quantité de pus est considérable et que les globulines (ou albumine des gravidiques) sont à l'état de traces indosables.

Dans l'analyse 1090, le pus a complètement disparu aussi bien que les globulines.

Or, M. Bellocq espère démontrer avant longtemps que

la globuline n'est autre chose que du mucus purulent, qui échappe à ses moyens de séparation, encore imparfaits [1].

Le 9 juin (c'est-à-dire vingt-quatre jours après l'accouchement forcé), la malade quitte son lit, pour s'étendre sur une chaise longue. Tous les symptômes vésicaux ont disparu; toute perte a cessé depuis huit jours; la matrice est rentrée dans le petit bassin et son poids et son volume sont à peu près normaux; l'orifice externe du col est fermé *et ne présente aucune déchirure*. Depuis le 20 juin, la malade a repris la vie ordinaire et jouit d'une santé parfaite.

Quelques réflexions me paraissent nécessaires à la suite de cette observation, doublement intéressante par le fait de l'accouchement forcé et aussi par l'analyse des urines, qui pourrait révéler l'étiologie réelle de l'éclampsie.

Il est certain que j'entrepris cette opération avec une crainte et une répugnance extrêmes, car rien ne semblait plus dangereux que la dilatation rapide d'une matrice inerte, nullement préparée, dont le col avait encore toute sa longueur normale et dont les orifices étaient hermétiquement fermés: rappelons, en outre, qu'il s'agissait d'une primipare de trente-six ans.

Tout était à redouter, en effet : hémorragie, rupture de la matrice, accès mortel d'éclampsie pendant l'opération. Je ne me décidai à la pratiquer, quand même, que devant l'imminence de la mort et pour remplir mon devoir jusqu'au bout.

Cependant, quelques souvenirs favorables de ma pra-

1. Aujourd'hui M. Bellocq sépare nettement la mucine et la pyine (muco-pus, globulines, albumines vésicales) de la sérine (albumine proprement dite ou albumine rénale).

tique obstétricale soutenaient mon courage, en me permettant quelques espérances sur l'issue de cette tentative.

En effet, et tout récemment, j'avais eu à intervenir dans une fausse couche à cinq mois dans les conditions suivantes : Je trouvais, lors de ma première visite, les membranes rompues et les pieds du fœtus, mort depuis un mois environ, au niveau de l'orifice de dilatation ; je les saisis et entraînais doucement le corps du fœtus lorsque le col se rétracta brusquement sur le cou de l'enfant. J'essayais de dégager la tête par de légères tractions et un doigt introduit en crochet dans le col, mais la tête se détacha du corps macéré de l'enfant et resta incluse dans la cavité utérine.

Je me hâtais d'aller immédiatement à sa recherche ; mais le col s'était entièrement refermé, dans toute sa longueur, et je dus renoncer pour le moment à toute tentative de pénétration. J'espérais que le travail reprendrait après quelques heures de repos et suffirait à expulser cette petite tête ; mais il n'en fut rien et, au bout de vingt-quatre heures, la matrice était encore inerte, et le col, avec toute sa longueur, restait fermé ; pas de fièvre, pas d'hémorragie. D'ailleurs, toutes les précautions antiseptiques étaient rigoureusement appliquées.

J'introduisis alors une laminaria de gros calibre et, après vingt-quatre heures, j'obtins une dilatation mais la matrice restait toujours inerte. Je me décidais, dès lors, dans la crainte d'accidents septicémiques et hémorragiques, à pénétrer dans la cavité utérine pour extraire la tête et le placenta.

Je franchis assez rapidement tout le canal cervical ; mais, à 2 centimètres environ au-dessus de l'orifice interne, je trouvais ce même anneau musculaire incoercible, déjà signalé dans l'observation précédente (anneau de Bandt), que je ne pus franchir qu'avec une extrême lenteur et beaucoup de difficultés. Je parvins cependant à saisir la tête et à l'extraire, et la délivrance, faite par expression, ne présenta aucune complication, pas plus que les suites de la fausse couche.

En 1889, alors que j'étais médecin en chef de la Maternité et professeur du cours d'accouchements, je fus appelé par l'accoucheuse en chef de l'établissement près d'une jeune fille de dix-neuf ans, primipare à sept mois et demi, qui venait d'être transportée à la Maternité, après vingt-quatre attaques d'éclampsie.

Je trouvais cette jeune fille dans un état de cyanose et de coma profond, avec respiration stertoreuse. L'examen révéla une présentation du sommet ; l'orifice externe était entr'ouvert et présentait une dilatation égale au diamètre d'une pièce de vingt centimes ; le col avait 3 centimètres de hauteur.

Je pratiquais rapidement de nombreuses incisions de 5 millimètres sur le pourtour de l'orifice externe et j'arrivais, en moins de vingt-cinq minutes, à introduire toute la main dans la cavité utérine.

Une version podalique fut rapidement exécutée, la délivrance fut complète et la matrice se rétracta énergiquement.

Le succès opératoire avait ici dépassé toutes mes espérances, car le tissu utérin ne présenta pas de résistance et se laissa dilater avec une extrême facilité.

Quoi qu'il en soit, la malade ne put, malgré tous nos soins, revenir à elle un seul instant et succomba dans le coma à la congestion cérébrale, conséquence de vingt-quatre attaques d'éclampsie.

De ces observations, il résulte pour moi que l'accouchement forcé, par dilatation manuelle, est une opération *moins dangereuse* qu'on ne pourrait le croire, à la condition d'être conduite avec douceur, avec sang-froid et ténacité ; qu'elle offre de grandes chances de salut dans le cas d'éclampsie, sous la réserve d'agir dès l'apparition des premiers accès, alors que les phénomènes de congestion cérébrale sont encore de peu de durée et s'effacent assez rapidement après l'accès.

Dans certaines circonstances enfin, l'accouchement forcé, par dilatation manuelle, présente peu de difficultés et de dangers.

Revenons maintenant aux analyses faites par M. Bellocq, pharmacien et chimiste très expérimenté, que l'on trouvera reproduites, *in extenso*, à la fin de ce travail [1].

Il résulte de leur examen :

1° Que les urines de notre éclamptique, Mme A..., dès le lendemain de l'accouchement forcé et ultérieurement, n'ont jamais renfermé de sérine, ou albumine rénale proprement dite, ni de tubes des reins.

2° Qu'à la date des 17, 22 et 25 mai elles renfermaient des cellules épithéliales très nombreuses et imbriquées (provenant des calices des bassinets, des uretères, de la vessie, de l'urètre), des leucocytes à foison, par groupes.

3° Qu'à la date des 17, 22 et 25 mai, l'analyse chimique révélait 45 centimètres cubes, puis 48 centimètres cubes et enfin 40 centimètres cubes de muco-pus par litre et toujours des traces de globuline.

---

1. Pour la clarté du sujet, il convient de rappeler qu'il est actuellement admis, en chimie médicale, que les matières albumineuses contenues dans les urines pathologiques, sont constituées : 1° par des sérines (albumine rénale proprement dite ou brightique); 2° par des globulines (albumine des femmes enceintes, des typhiques, des pneumoniques); que dans la pratique ordinaire, on n'opère pas, dans l'analyse des urines, la différenciation de ces deux matières, qu'elles sont dosées en bloc sous le nom d'albumine.

Or, il résulte clairement des expériences de M. Bellocq que la globuline considérée jusqu'ici comme matière albumineuse n'est en réalité que du muco-pus.

4° Que le 6 juin le microscope ne découvre plus de cellules épithéliales, ni de leucocytes, que le pus a complètement disparu et a fait place à 4 centimètres cubes de mucus normal. La globuline n'existe plus.

A cette époque M. Bellocq espérait arriver à démontrer bientôt que la globuline (ou albumine des gravidiques) n'est autre chose que du muco-pus, qui échappait jusqu'ici à ses moyens de séparation encore imparfaits.

Cette espérance est aujourd'hui un fait acquis, grâce aux habiles et persévérantes recherches de M. Bellocq, et voici la note qu'il veut bien me transmettre :

« Outre qu'il est notoire que l'urine albumineuse des gravidiques ne se comporte pas, sous l'action des réactifs usuels, comme le ferait une urine brightique, il nous paraît facile de discerner la qualité de ces albumines [1].

« Partant de cette hypothèse, étayée par l'examen microscopique (qui nous montre toujours de nombreux leucocytes altérés et point de tubes du rein), que les U. albumineuses des femmes enceintes ou récemment accouchées sont des U. muco-purulentes, nous sommes amené à dire que les albumines que l'on y rencontre sont la mucine et la pyine.

« Dès lors, mettant à profit la propriété des alcalis caustiques de précipiter la pyine, si nous traitons les U. de ce genre par un petit excès d'ammoniaque, de potasse ou de soude, nous rencontrons un auxiliaire précieux dans les

---

1. Esbach avait antérieurement établi que l'albumine rénale ou brightique et la globuline ne se comportent pas de la même façon sous l'influence du réactif picro-citrique : que l'une, l'albumine brightique (albumine du sérum sanguin), ayant passé à travers le rein malade, coagulée par la chaleur, est granuleuse et donne un coagulum par le réactif picro-citrique; que la globuline ne devient pas granuleuse, qu'elle reste opalescente par le réactif picro-citrique, sans donner de précipité.

phosphates terreux qui, précipitant et se mêlant avec la pyine, opèrent *le plus souvent* une filtration naturelle déjà assez stricte pour entraîner en même temps la mucine.

« Aussi la partie surnageante, ramenée à réaction acide, se montre-t-elle *fréquemment* insensible aux réactifs, tels que les réactifs picro-citrique et de Tanret.

« Mais il arrive *parfois* qu'une partie de la mucine, que nous qualifions de mucine libre, échappe à la filtration par les phosphates terreux, ainsi qu'il est facile de s'en assurer, en traitant la liqueur à froid par l'acide acétique, réactif de la mucine.

« Dans ce cas, la liqueur reste indéfiniment trouble, opalescente, et on pourrait renoncer à l'éclaircir au moyen des meilleurs papiers Berzélius, si on ne s'avisait de l'agiter vivement avec 3 à 4 p. 100 d'amiante pulvérisé et de ne la filtrer qu'après deux ou trois heures de contact avec cette poudre.

« La liqueur, passant claire, est ainsi entièrement séparée de la mucine et de la pyine, autrement dites *globulines*, et ne répond plus aux réactifs que nous avons cités.

« Si les mêmes réactifs donnaient un précipité insoluble à chaud et insoluble dans l'alcool et si le microscope nous montrait des tubes du rein, il faudrait conclure à l'albumine brightique.

« La coagulation de la sérine, en vue d'un dosage, se fait par l'un des procédés connus ; nous ferons simplement remarquer que la liqueur dépurée du mucus et du pus (globulines) peut être portée à l'ébullition dans un tube de verre — comme une solution saline — sans qu'il y ait à craindre ni mousse abondante, ni de projection brusque. Le coagulum est recueilli et lavé à l'alcool dans l'entonnoir décrit à propos du dosage de l'acide urique. »

Il résulte donc des symptômes cliniques que nous avons directement constatés, dès le lendemain de l'accouchement forcé de notre éclamptique, et aussi des analyses microscopiques et chimiques pratiquées par M. Bellocq que cette malade avait de l'urétrite, de la cystite, de l'urétérite et de la pyélite suppurées.

On peut en conséquence se demander si l'éclampsie, considérée aujourd'hui comme maladie infectieuse indéterminée, ne relevait pas chez elle d'une infection purulente à forme nerveuse suraiguë.

Dans ce cas, en effet, la sérine, ou albumine brightique proprement dite, n'a jamais été constatée dans les urines, pas plus que les tubes des reins; alors qu'elles renfermaient jusqu'à 48 centimètres cubes de pus par litre et des traces de globuline, *qui ne serait encore que du pus*, d'après les très sérieuses et très probantes analyses de M. Bellocq.

D'une manière plus générale, il nous paraît important de rechercher très attentivement désormais si l'urine dite albumineuse des femmes gravidiques ne serait pas la seule cause de l'éclampsie, quand elle ne se comporte point, sous le champ du microscope et sous l'action des réactifs usuels, comme le ferait une urine brightique, c'est-à-dire *quand cette urine ne renferme que du pus*. Si l'expérience clinique et les analyses microscopiques et chimiques venaient à confirmer nos résultats, l'éclampsie ne serait plus qu'une manifestation nerveuse de l'infection purulente, par résorption d'un pus infectieux dans l'appareil urinaire.

Resterait encore à savoir nettement si l'urine vraiment brightique, contenant des sérines et des tubes des reins, mais sans trace de pus, provoquerait chez la femme enceinte des attaques d'éclampsie, ou si elle ne révélerait pas tout simplement une maladie de Bright concomitante à la grossesse, mais étrangère à la production de l'éclampsie.

Appliquant enfin à la pathologie générale notre pensée, nous dirons que la différenciation de la globuline et de la sérine s'impose désormais dans toute analyse d'urines pathologiques et que nous avons pu, dans ces derniers temps, corriger quelques graves erreurs de diagnostic, grâce à cette différenciation, déclarer non brightiques des urines reconnues telles et qui renfermaient simplement du muco-pus ou globuline, sans traces de sérines.

**Analyses des urines de Mme A..., éclamptique,
pratiquées par M. BELLOCQ, pharmacien à Pau.**

Analyse du 17 mai, n° 1060.

Urine très trouble, comme boueuse, gris sale, passe
limpide, presque incolore, au papier Berzélius, sous très
forte viscosité.

Sans s'éclaircir, elle fournit très vite un abondant
précipité crémeux, ayant toutes les apparences du pus, qui
offre à considérer au microscope :

A foison leucocytes isolés, ou par groupes compacts ;

Cellules de l'épithélium pavimenteux distantes ou imbriquées (vessie, urètre, vagin) ;

Cellules effilées et fusiformes du col, et aussi cellules
rondes, assez nombreuses des calices, uretères et bassinets ;

Pas de tubes du rein.

       Densité...... .... 1012.
       Réaction................. à peine acide.

Albumines. — La neutralisation amène une chute très
lente des phosphates terreux ; ceux-ci abandonnent en contact acéto-citrique, sous consistance de caillot visqueux,
un très haut disque de muco-pus mesurant par litre :

       Muco-pus (par litre)....... 45 centimètres cubes.

La partie surnageante limpide se trouble à froid, par
l'acide acétique.

       Mucine.

Filtrée, entièrement séparée du muco-pus, elle donne lieu à un léger coagulum de globulines, en solution magnésienne neutre.

Globulines.................... traces indosables.

Filtrée à nouveau et ramenée à réaction acide, portée et maintenue à douce ébullition, elle conserve sa limpidité.

Sérines............. .... néant.

Analyse du 22 mai, n° 1065.

L'urine de ce jour est telle que nous n'avons presque rien à changer au bulletin précédent (n° 1060). Les caractères généraux n'ont pas varié et les éléments organisés sont les mêmes et en même ordre :

Densité.............. 1014 (un peu plus forte).
Réaction............. à peine acide.
Muco-pus (par litre)... 48 c. cubes.
Mucine.
Globulines............ traces indosables.
Sérines.............. néant.

Comme l'avant-veille : Urine abondamment muco-purulente, nullement brightique, ne contenant que les albumines du pus (pyine et mucine) et des traces indosables de globulines.

Analyse du 25 mai, n° 1067.

Le muco-pus n'a pas diminué de volume, mais il a changé de nature. Le mucus paraît dominer aux dépens du pus, condition heureuse pour la malade, qui rend très lentes nos opérations (filtrage goutte à goutte).

Si l'aspect général reste le même, il n'en est pas de même de l'aspect microscopique :

Champs de leucocytes isolés, jamais par groupes.

Rares cellules éparses très distantes, de l'épithélium pavimenteux (polyédriques).

Point de cellules oblongues ou rondes des couches profondes.

Pas de tubes du rein.

Muco-pus (par litre)...	40 c. cubes.
Mucine...............	abondante.
Globulines...........	traces indosables.
Sérines..............	néant.

Résumé. — Urine muco-purulente, à haute prédominance de mucus, élément normal.

Analyse du 6 juin, n° 1090.

Urine à léger trouble à peine appréciable, passe limpide au papier Berzélius, sous bonne fluidité — 2, 70 — en couleur normale, jaune citrin clair.

Comme au repos il ne se forme pas de sédiment, nous opérons des prises multiples à diverses hauteurs du liquide, sans rencontrer d'éléments figurés à noter.

Densité...............	1012.
Réaction.............	faiblement acide.

Albumines. — La neutralisation amène une chute assez rapide des phosphates terreux; ceux-ci abandonnent en contact acéto-citrique, sous forme de subtil réseau diaphane, un faible disque de mucus normal (cont.-microsc.) mesurant par litre :

Mucus normal (par litre), 4 c. cubes.

La partie surnageante filtrée donne par l'acide acétique, à froid, un trouble amorphe de mucine.

Mucine.............. traces.

Filtrée à nouveau, l'urine se montre insensible aux réactifs usuels des albumines.

Sérines..............	néant.
Globulines..........	néant.

RÉPONSE

à M. le Professeur CHARPENTIER

« Éclampsie, accouchement forcé »

près l'Académie de médecine.

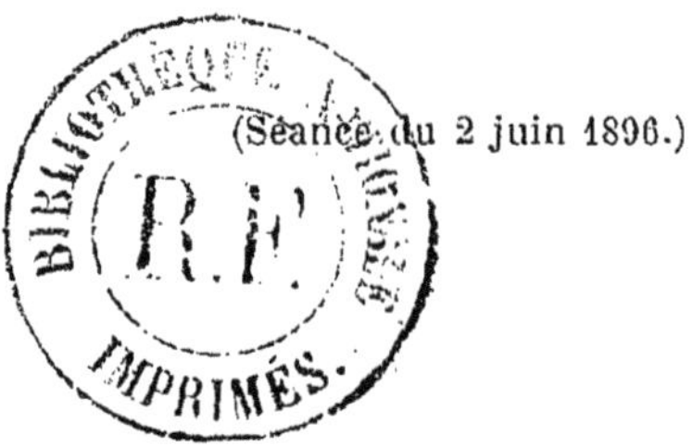

(Séance du 2 juin 1896.)

Pau, 10 juin 1896.

Cher Maître,

J'ai reçu hier le Bulletin officiel de l'Académie, pour la séance du 2 juin, et laissez-moi vous dire que ma surprise a été grande à la lecture de votre rapport sur le mémoire que j'ai lu devant l'Académie, dans la séance du 5 mai.

J'avais, en effet, présenté deux cas d'accouchement forcé dans l'éclampsie et une intervention analogue dans un cas d'avortement à cinq mois, pour extraire la tête du fœtus, restée incluse dans la cavité utérine.

De ces trois cas, deux vous ont passé inaperçus.

Je le regrette d'autant plus que l'un ne ressemblait pas à l'autre et que ces trois cas étaient nécessaires pour justifier *les quelques réflexions* qui s'y rapportaient exclusivement.

Me permettrez-vous de répondre à votre rapport?... Je n'en saurais douter, connaissant votre loyalisme et votre bienveillance.

Je vous savais, contrairement à l'école allemande et un peu encore aux opinions de M. Tarnier, formellement hostile *en principe*, tout comme moi-même, à l'accouchement forcé; mais je pensais que l'état absolument ultime de la malade en question, *dans la seule observation que vous avez critiquée*, justifierait la grave détermination prise en consultation avec le docteur Cuq, médecin ordinaire de la malade, et Mme de Billères, sage-femme fort expérimentée.

Cette détermination, que je ne pouvais qu'approuver, car elle était fort légitimée par l'état de la malade, m'inspirait, cependant, une véritable terreur; je pratiquai, en effet, cette opération pour la seconde fois seulement, dans l'éclampsie, et sans me dissimuler tous ses dangers possibles, quelque facile et anodine qu'eût été la première, pratiquée après vingt-quatre attaques d'éclampsie, suivies d'une période comateuse continue, dans la résolution musculaire la plus complète.

Je l'ai dit et répété, d'ailleurs, dans ma lecture à l'Académie :

« Il est certain que j'entrepris cette opération avec une crainte et une répugnance extrêmes...

« Tout était à redouter, en effet : hémorragie, rupture de la matrice, accès mortel d'éclampsie pendant l'opération. *Je ne me décidai à la pratiquer, quand même, que devant l'imminence de la mort et pour remplir mon devoir jusqu'au bout...* » et j'ajoute aujourd'hui, puisque mon confrère l'exige, sur les instances réitérées de M. le docteur Cuq.

Et, cependant, parce que j'ai négligé de signaler dans mon observation que le pouls était à peu près incomptable (170 à 180 par minute) dans la période comateuse, qu'il disparaissait dans les périodes tonique et clonique... parce que je n'ai pu prendre la température, par le fait de l'agitation indicible et perpétuelle de la malade, vous émettez un premier doute sur l'opportunité de l'opération!

N'y a-t-il donc, comme éléments de pronostic, que le pouls et la température (*si variables, cependant, dans l'éclampsie*)?... La violence des accès, *leur subintrance* (cinq accès en 1 heure 1/4, suivis d'une dernière période comateuse de longue durée), l'état de cyanose effrayant de notre malade, la prolongation de plus en plus marquée du coma, ne suffisaient-ils pas à établir une conviction?...

Vous avez, d'ailleurs, et je me hâte de le reconnaître, formulé toutes réserves à l'égard de toutes vos critiques et particulièrement sur l'opportunité de l'opération :

« Je n'ai point vu la malade, dites-vous, et ne puis par suite raisonner que sur des hypothèses... » Et plus loin vous ajoutez :

« Encore une fois, je suis loin de blâmer M. Robert de son intervention, puisqu'il pourrait me répondre que le succès lui a donné raison, mais j'aurais voulu que son observation fût plus détaillée et que la nécessité absolue me fût absolument démontrée d'une opération si délicate, si pénible et qui, de l'aveu même de l'opérateur, fait courir tant de dangers à la femme. »

Assurément, et je le reconnais, mon observation n'a pas été assez minutieusement présentée; car, trop préoccupé de l'intérêt qui s'attachait à l'opération elle-même, j'ai eu le tort d'omettre qu'avant de la pratiquer nous avions recouru à tous les moyens ordinaires et classiques [1]. C'est ainsi qu'avant de m'appeler, le docteur Cuq avait prescrit le chloral à haute dose, que nous en avons continué l'emploi et qu'en outre nous avons administré, sans résultats, les inhalations de chloroforme pendant plus d'une heure 1/2. J'ai voulu même tenter la saignée de mon vénéré maître, le professeur Depaul; mais, d'une part, l'œdème général était tellement profond que les veines du pli du coude n'apparurent point, malgré la compression faite au point d'élection, et, d'autre part, le docteur Cuq, médecin ordinaire de la malade depuis longues

1. D'ailleurs, dans toute observation, présentée par un médecin, certains détails oiseux, quant au but défini qu'il se propose et soumet au public médical, peuvent être légitimement sous-entendus ou négligés. Or le but de mon mémoire, nettement indiqué, était tout entier et exclusivement dans l'accouchement forcé et la pathogénie de l'éclampsie.

années, s'opposait à cette déplétion, à cause de l'anémie extrême et de vieille date de sa cliente.

Non, assurément, je ne me ferai jamais l'apôtre insensé de l'accouchement forcé, que je considère comme dangereux, et je le réserverai toujours pour les cas ultimes.

Raisonnant sur les trois cas d'accouchement forcé que je présentais à l'Académie, j'ai dit, il est vrai :

« De ces observations il résulte pour moi que l'accouchement forcé par *dilatation manuelle progressive* est une opération *moins dangereuse* qu'on ne pourrait le croire, à la condition d'être conduite avec douceur, avec sang-froid et ténacité; qu'elle offre de grandes chances de succès dans l'éclampsie, sous la réserve d'agir dès l'apparition des premiers accès, alors que les phénomènes de congestion cérébrale sont encore de peu de durée et s'effacent assez rapidement après l'accès. »

« Dans certaines circonstances, enfin, l'accouchement forcé par dilatation manuelle présente peu de difficultés et de dangers. »

Ces appréciations sont légitimes *dans l'espèce* et ressortent de la lecture même de mes trois observations. Et si je les ai formulées, c'est pour indiquer surtout que l'heure de l'opération doit être bien choisie; qu'agir *trop tard* est inutile, car on opère alors *facilement, mais sur un cadavre,* que rien ne pourra ranimer, comme dans l'une des observations que j'ai citées.

Je n'ai donc pas voulu, dans cette contribution à l'étude de l'éclampsie, *formuler une doctrine* en faveur de l'accouchement forcé, dont j'ai signalé tous les dangers, mais bien tirer des trois cas présentés les appréciations qu'ils comportaient.

Mais, dites-vous encore, « la mort du fœtus devait encourager les Drs Cuq et Robert à recourir à des moyens

plus doux, puisque par ce fait la grossesse était suppri-
mée ».

L'argument serait bon, *quoique contestable en lui-même*,
si la subintrance des accès, leur extrême gravité, l'état
asphyxique de la malade nous avaient permis de continuer
plus longtemps l'usage du chloral et du chloroforme; si
l'éclampsie n'était, comme l'a si bien dit M. Tarnier, une
maladie à surprises qui bouleverse toutes les prévisions de
l'accoucheur et toutes les médications.

Et puis, ne voyons-nous pas trop souvent les attaques
d'éclampsie persister même après l'accouchement et repa-
raître longtemps encore après!... J'ai observé, pour ma
part, un retour des accès éclamptiques au quinzième jour
des suites de couches.

La mort du fœtus ne pouvait donc nous rassurer.

J'arrive maintenant à la pathogénie de l'éclampsie :

En me fondant sur des faits cliniques et des analyses
chimiques et microscopiques, j'ai simplement posé *une
question* et non *une conclusion*, comme vous semblez le
croire, ainsi que M. Tarnier; question facile à résoudre dans
les grandes maternités de Paris, où les cas rares abondent :

L'éclampsie ne serait-elle qu'une manifestation suraiguë de l'infection purulente, par résorption d'un pus
infectieux dans l'appareil urinaire?...

Cette hypothèse me paraît au moins aussi rationnelle
que l'hypothèse classique, qui rapporte la cause de
l'éclampsie à l'albuminurie; hypothèse peu soutenable,
car, de l'aveu général, l'éclampsie se produit très fréquemment aussi sur des femmes qui n'ont jamais eu
d'albumine dans les urines et l'on a vu de véritables
brightiques, ou reconnues telles, n'avoir jamais d'attaques
d'éclampsie.

Le doute était donc bien permis sur cette hypothèse

classique et elle devrait être complètement écartée aujourd'hui, si les recherches de M. Bellocq, en matière d'analyse chimique et microscopique, sont véritablement exactes ; et j'ai demandé tout simplement que ces expériences soient contrôlées par des hommes compétents, par des chimistes et des histologistes, dans nos grandes maternités. Si cette satisfaction pouvait m'être accordée, la question posée serait bien vite et définitivement jugée, mais elle restera toujours pendante devant une simple argumentation.

Mais, peut-être, me suis-je exprimé trop brièvement et convient-il de mieux préciser encore.

Actuellement et depuis bien longtemps, il est admis en chimie médicale que les matières albuminoïdes, contenues dans les urines pathologiques, sont généralement constituées : 1° par des sérines (albumine rénale proprement dite ou brightique), 2° par des globulines... et, *dans la pratique ordinaire*, considérant ces deux produits comme similaires, on n'opère point, dans l'analyse des urines, leur différenciation *et elles sont dosées en bloc sous le nom d'albumine.*

Esbach fit remarquer, cependant, que la sérine et la globuline ne se comportent pas de la même façon, sous l'influence du réactif picro-citrique : Que l'une, la sérine, coagulée par la chaleur est granuleuse et donne un *coagulum* par le réactif picro-citrique ; que l'autre, la globuline, ne devient pas granuleuse, *qu'elle reste opalescente*, sans donner de coagulum, par le réactif picro-citrique.

Esbach démontra encore que la sérine est propre aux urines brightiques et que la globuline appartient en propre aux urines des femmes enceintes, des typhiques, des pneumoniques, des pleurétiques, etc.

Quoi qu'il en soit, ces deux produits furent encore considérés comme albumineux et *presque toujours* dosés en bloc, sans différenciation.

Tout récemment, et après dix années de persévérantes recherches, M. Bellocq, grâce à un procédé nouveau de séparation, vient d'établir que la globuline n'est en réalité que du muco-pus, c'est-à-dire un mélange de pyine et de mucine.

Eh bien!... les résultats de M. Bellocq ne méritent-ils pas d'être contrôlés?... et si leur exactitude est réelle, n'offrent-ils pas un intérêt capital au double point de vue de la pathogénie de l'éclampsie et de la pathologie générale?...

Ne résulterait-il pas de leur exactitude bien constatée :

1° Que *toutes les analyses d'urines pathologiques*, pratiquées jusqu'ici, sans différenciation de la globuline et de la sérine, sont absolument de nulle valeur... et que bien souvent on a dû considérer comme brightiques des malades qui avaient simplement de la globuline, c'est-à-dire du muco-pus dans les urines.

2° Que les analyses d'urines pathologiques, pratiquées avec différenciation de la sérine et de la globuline, sont elles-mêmes de peu de valeur, car les procédés de séparation utilisés jusqu'ici étaient insuffisants et le plus souvent, peut-être, la globuline a été prise pour la sérine.

3° Si l'on veut bien se rappeler, enfin, qu'Esbach considérait la globuline comme matière albumineuse, propre aux femmes gravidiques et enceintes, aux typhiques, etc., à l'exclusion de la sérine, il faudra bien admettre que nombre de femmes, *dites albuminuriques jusqu'ici*, n'étaient très probablement que des malades qui faisaient du pus dans la totalité ou en un point de l'appareil urinaire, puisque les expériences de M. Bellocq démontreraient que la globuline n'est que du muco-pus.

Et alors, y aurait-il témérité à conclure que l'albuminurie pourrait n'être pour rien dans l'éclampsie, qui ne serait due qu'à une résorption d'un pus infectieux ou de toxines provenant de ce pus!... Rappelons à ce sujet que Doléris a constaté dans l'urine des femmes enceintes, dites *albuminuriques*, de nombreux organismes avec prédominance du *streptococcus*.

Mais, dites-vous encore, « en supposant même que l'infection purulente soit bien la cause ordinaire de l'éclampsie, cette cause ne semble pas attribuable au cas de M. Robert, pour les raisons suivantes :

1° « La malade était *incontestablement albuminurique* avant le début des accès, puisque la présence de l'albumine avait été constatée deux mois avant par un médecin qui avait même prédit l'explosion de l'éclampsie. »

Ici, cher Maître, je vous prie de bien remarquer que, dans mon observation, j'ai dit : « qu'un médecin militaire avait trouvé, *paraît-il,* de l'albumine dans les urines, à la dose de deux grammes par litre. »

Ce *paraît-il* indiquait que je n'avais à cet égard qu'un vague renseignement, un *on dit*, mais rien du médecin lui-même. Et puis, quelle importance sérieuse convient-il d'accorder à une analyse quelconque, sommaire et *assurément globale*, pratiquée par un médecin, qui n'est pas toujours un bon chimiste... Et puis, enfin, quelle valeur ce médecin a-t-il ajouté lui-même à son analyse!... puisqu'il n'a même pas prescrit le régime lacté, faute grave, dites-vous, avec beaucoup de raison.

Notre éclamptique n'était donc pas *incontestablement albuminurique avant l'accouchement.*

2° « Les urines n'ont pas été examinées au moment des accès éclamptiques. »

Ce n'est en effet que le lendemain des accès que l'analyse a été pratiquée, c'est-à-dire le lendemain même de l'arrivée à Pau de notre malade et dès que nous avons

pu recueillir une quantité d'urines suffisante pour permettre une analyse sérieuse.

Ici, nous ne méritons, je crois, aucun reproche.

3° « Où est la preuve que cette cystite, cette pyélite,
cette urétrite suppurées existaient avant l'accouchement,
et n'est-il pas plus vraisemblable d'admettre que ces accidents inflammatoires ne se sont produits que sous l'influence
des traumatismes exercés sur l'urètre et le bas-fond de la
vessie pendant les manœuvres opératoires, qui ont duré
deux heures et demie? »

Si cette cystite, cette pyélite suppurées étaient dues au
traumatisme en question, le processus inflammatoire suraigu, que suppose la production du pus *en moins de douze
heures* dans tout l'appareil urinaire, aurait inéluctable-
ment entraîné une fièvre violente. Or notre malade, jusqu'au quatrième jour, avait une température moyenne
de 36°,6 le matin et de 37° le soir, sans autre élévation dans
le courant de la journée, et j'ajoute que le thermomètre
était rigoureusement appliqué toutes les deux heures. Le
quatrième jour, à huit heures du soir, la température s'éleva
à 38°, sous l'influence d'une légère lymphangite mammaire,
pour retomber à 37°,2 à dix heures du soir. Depuis lors, la
température fut toujours basse, sauf le 31 mai, où elle
atteignit 37°,8 pendant deux heures, sous l'influence d'un
écart de régime.

Ces températures ont été parfaitement notées dans mon
mémoire et démontrent que jamais suites de couches ne
furent plus normales.

D'ailleurs, le Docteur Cuq, médecin ordinaire de la malade
depuis de longues années, me prie d'ajouter que, longtemps
avant le mariage de sa cliente, il l'avait fréquemment soi-
gnée pour des états inflammatoires analogues et que ses
deux ascendants directs étaient atteints eux-mêmes de

gravelle urique. Là était donc le point faible, le point malade depuis longtemps et, nous avions certainement affaire à des accidents chroniques de l'appareil urinaire au moment des accès, bien antérieurs à l'accouchement.

« Mais, dites-vous encore, pourquoi les accès éclamptiques ont-ils disparu, alors qu'il y avait encore 40 et 48 centimètres cubes de pus dans les urines? »

La réponse me paraît facile :

La matrice était alors vidée; toute compression avait cessé sur l'appareil urinaire et les clapiers de muco-pus infectieux, que cette compression produisait (soit dans les bassinets, soit dans les uretères, soit dans la vessie), écoulaient maintenant librement leurs produits septicémiques ou toxiques à l'extérieur... Cette libération, aidée par le traitement antiseptique et par le régime lacté, ne pouvait-elle entraîner la cessation des accès?...

Je crois avoir répondu, cher Maître, à toutes vos objections. Puissé-je avoir été bien clair et bien complet, cette fois, et ne plus oublier qu'une observation, surtout quand elle est honorée d'une lecture à l'Académie et d'un rapport, qui lui-même commet une omission, ne saurait être trop minutieuse et trop détaillée.

C'est encore une bonne leçon, ajoutée à toutes celles excellentes que je vous dois, et dont je vous garde une très sincère reconnaissance.

Dr ROBERT.

Pau, le 23 juin 1896.

A Monsieur le Dr Hervieux, Président de l'Académie de médecine.

Monsieur le Président,

Je lis dans le Bulletin officiel de l'Académie (séance du 16 juin) la rectification suivante de M. le professeur Charpentier :

« Il y a quinze jours, j'ai eu l'honneur de vous faire un rapport à propos d'*une observation* d'accouchement forcé dans l'éclampsie. L'observation que M. Robert nous avait envoyée était fort incomplète et aujourd'hui M. Robert m'envoie l'observation détaillée, que je dépose sur le bureau.

« Après étude de cette observation, je dois déclarer que, si je maintiens mes conclusions au point de vue de l'accouchement forcé en grand, dans le cas particulier de M. Robert les conditions étaient telles que son intervention était parfaitement justifiée et qu'il n'y a qu'à le féliciter des succès qu'il a ainsi obtenus. »

J'ai déjà remercié mon très honoré maître de cette rectification, mais j'ai le regret qu'il n'ait pu, malgré l'intention formelle qu'il me marquait dans une lettre du 11 juin, communiquer à l'Académie ma réponse à son rapport du 2 juin, qui comportait, *malgré des réserves nettement établies*, des doutes un peu sévères sur l'opportunité de notre intervention et ses conséquences sur l'appareil urinaire.

Veuillez donc me permettre, monsieur le Président, de

vous adresser un résumé très succinct de ma réponse à M. le professeur Charpentier, que me paraît nécessiter le soin de ma réputation de prudence professionnelle.

1° La seule observation, critiquée par M. Charpentier, péchait en effet par une omission : elle ne relatait point que le chloral et le chloroforme avaient été administrés pendant une heure et demie, au moins, mais sans résultats appréciables sur la gravité et la fréquence des attaques. Les forces de la malade, son état asphyxique ne nous permettaient point de pousser plus loin le traitement, si justement préconisé par M. Charpentier dans les cas ordinaires.

Quant à la nécessité de l'intervention, elle avait été démontrée par la fréquence, la subintrance, la gravité extrême des accès, par l'état de cyanose de la malade, par la prolongation de plus en plus marquée du coma... Que pouvait ajouter de plus au pronostic l'état du pouls et de la température, si variables d'ailleurs dans l'éclampsie?

2° J'ai présenté dans mon mémoire *deux cas d'accouchement forcé* dans l'éclampsie et *une intervention analogue* dans un cas d'avortement à cinq mois, pour extraire une tête de fœtus restée incluse dans la cavité utérine; *M. le professeur Charpentier n'a parlé que d'un seul cas.*

Je regrette d'autant plus cette omission, involontaire assurément, que l'un ne ressemblait pas à l'autre et que ces trois cas étaient absolument nécessaires pour justifier *les appréciations* qui s'y rapportaient *exclusivement* et qui n'avaient nullement la prétention ridicule d'établir une doctrine favorable, *en principe*, à l'accouchement forcé, que je ne considère, d'accord avec M. Charpentier et contrairement à l'école allemande, que comme une ressource ultime dans les cas désespérés.

3° M. Charpentier a laissé entendre, mais toujours avec

de sages et loyales réserves, que la cystite et la pyélite suppurées, constatées au lendemain de l'accouchement forcé, pourraient être dues au traumatisme opératoire.

Comment se fait-il alors que cet état inflammatoire brusque et suraigu, provoquant la suppuration de tout l'appareil urinaire, *en moins de douze heures*, n'ait été accompagné de la moindre réaction fébrile?... Existe-t-il un état inflammatoire suraigu, voire même subaigu, de l'appareil urinaire qui puisse être apyrétique?...

La température de notre éclamptique, relevée soigneusement dans notre mémoire, fut prise toutes les deux heures pendant de longs jours *et resta toujours au-dessous de la normale*, sauf le quatrième jour, où elle s'éleva pendant deux heures à 38°, sous l'influence d'une légère lymphangite mammaire, et encore le dix-huitième jour, où elle atteignit 37°,8 pendant deux ou trois heures, par le fait d'un écart dans le régime alimentaire.

Assurément, cette cystite, cette pyélite suppurées constituaient un état chronique bien antérieur à l'accouchement; ou, dans le cas contraire, il faut démolir de fond en comble les notions acquises et acceptées par tous sur l'évolution des inflammations aiguës d'un appareil quelconque.

4° Quant à la pathogénie de l'éclampsie, nous n'avons, et je tiens à le constater bien haut, posé aucune conclusion (contrairement à la pensée de M. Charpentier), mais simplement émis une hypothèse qui nous a paru sérieuse, hypothèse établie essentiellement sur les données suivantes :

La globuline serait-elle bien la seule substance dite albumineuse des urines éclamptiques, ainsi que l'affirmait Esbach ?

Si oui, ces urines seraient simplement muco-puru-

lentes, puisque M. Bellocq démontre par des moyens nou-
veaux de séparation que la globuline n'est que du
muco-pus.

Si le contrôle, d'ailleurs bien facile dans nos grands
hôpitaux, démontrait le bien fondé des conclusions analy-
tiques d'Esbach et de M. Bellocq, serait-il illogique de
considérer l'éclampsie comme une manifestation nerveuse de l'infection purulente? Et cette hypothèse n'est-
elle pas, *a priori*, plus rationnelle que l'hypothèse classique, qui attribue l'éclampsie à l'albuminurie, alors que
cette prétendue albuminurie n'a jamais été, *tant s'en faut*,
un phénomène constant chez les éclamptiques.

En tout cas, une simple argumentatiou contraire à notre
hypothèse ne saurait en détruire la valeur, alors que les
expériences contradictoires, que je demandai, jugeraient
bien vite et définitivement la question.

Daignez agréer, monsieur le Président, l'hommage de
mon profond respect.

Dʳ ROBERT.

ON TROUVE A LA MÊME LIBRAIRIE

Des maladies utérines et de leur traitement par le seigle ergoté, le sulfate de quinine, l'électricité, les eaux sulfureuses en général et plus spécialement par les eaux de Cauterets (Dr Robert de Pau).

De l'action révélatrice et bienfaisante des eaux sulfureuses de Cauterets dans la diathèse palustre (Dr Robert de Pau).

L'accouchement antiseptique par le sulfate de cuivre à la Maternité de Pau (Dr Robert de Pau).

Précis d'Obstétrique, par A. Ribemont-Dessaignes, agrégé à la Faculté de médecine de Paris, et G. Lepage, chef de clinique obstétricale à la Faculté de médecine. 2ᵉ édition, 1 vol. grand in-8, avec 546 figures dans le texte, dont 433 dessinées par M. Ribemont-Dessaignes. Relié toile. . . . . 30 fr.

Traité de gynécologie clinique et opératoire, par le Dr Samuel Pozzi, professeur agrégé à la Faculté de médecine de Paris, membre de l'Académie de médecine, chirurgien des hôpitaux. 3ᵉ édition, revue et augmentée. 1 vol. grand in-8 avec nombreuses figures dans le texte. Relié toile. . . . . 30 fr.

Gynécologie-Séméiologie génitale, par le Dr Auvard, accoucheur des hôpitaux. 1 vol. petit in-8 de l'*Encyclopédie des Aide-Mémoire.* . . . . 2 fr. 5

Menstruation et fécondation, *Physiologie et pathologie,* par le Dr Auvard, accoucheur de hôpitaux. 1 vol. petit in-8 de l'*Encyclopédie des Aide-Mémoire.* . . . . 2 fr. 5

Anatomie obstétricale, par le Dr Demelin, chef de clinique obstétricale à la Faculté de médecine de Paris. 1 vol. petit in-8 de l'*Encylopédie des Aide-Mémoire.* . . . . 2 fr. 5

La pratique de l'accouchement normal, par le Dr Ad. Olivier, professeur à la Policlinique d Paris. 1 vol. petit in-8 de l'*Encyclopédie des Aide-Mémoire.* . . . . 2 fr. 5

Traité de chirurgie, publié sous la direction de MM. Simon Duplay, professeur de cliniqu chirurgicale à la Faculté de médecine de Paris, et Paul Reclus, professeur agrégé, chirul gien des hôpitaux, par MM. Berger, Broca, Delens, Gérard-Marchant, Harmann Heydenreich, Jalaguier, Kirmisson, Lagrange, Lejars, Michaux, Nélaton, Peyro Poncet, Quénu, Ricard, Segond, Tuffier, Walther. 8 forts volumes grand in-8, ave nombreuses figures dans le texte. . . . . 150 f

Précis de manuel opératoire, *ligatures, amputations, résections, Appendice* par L. H. Farabeu professeur à la Faculté de médecine de Paris, chef des travaux anatomiques. 1 vol. pet in-8, avec nombreuses figures. . . . . 16 f

Traité de médecine, publié sous la direction de MM. Charcot, professeur de clinique d maladies nerveuses à la Faculté de médecine de Paris, membre de l'Institut; Bouchar professeur de pathologie générale à la Faculté de médecine de Paris, membre de l'Institu Brissaud, professeur agrégé à la Faculté de médecine de Paris, médecin de l'hôpit Saint-Antoine; par MM. Babinski, Ballet, P. Blocq, Brault, Chantemesse, Charri Chauffard, Courtois-Suffit, Dutil, Gilbert, L. Guinon, Georges Guinon, Hallio. Lamy, Le Gendre, Marfan, Marie, Mathieu, Netter, OEttinger, André, Petit, Richa dière, Roger, Ruault, Thibierge, Thoinot, Fernand Widal. 6 vol. grand in-8 av nombreuses figures en noir et en couleurs. . . . . 125 f

Coulommiers. — Imp. Paul Brodard.

9 782014 105490